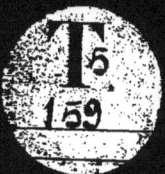

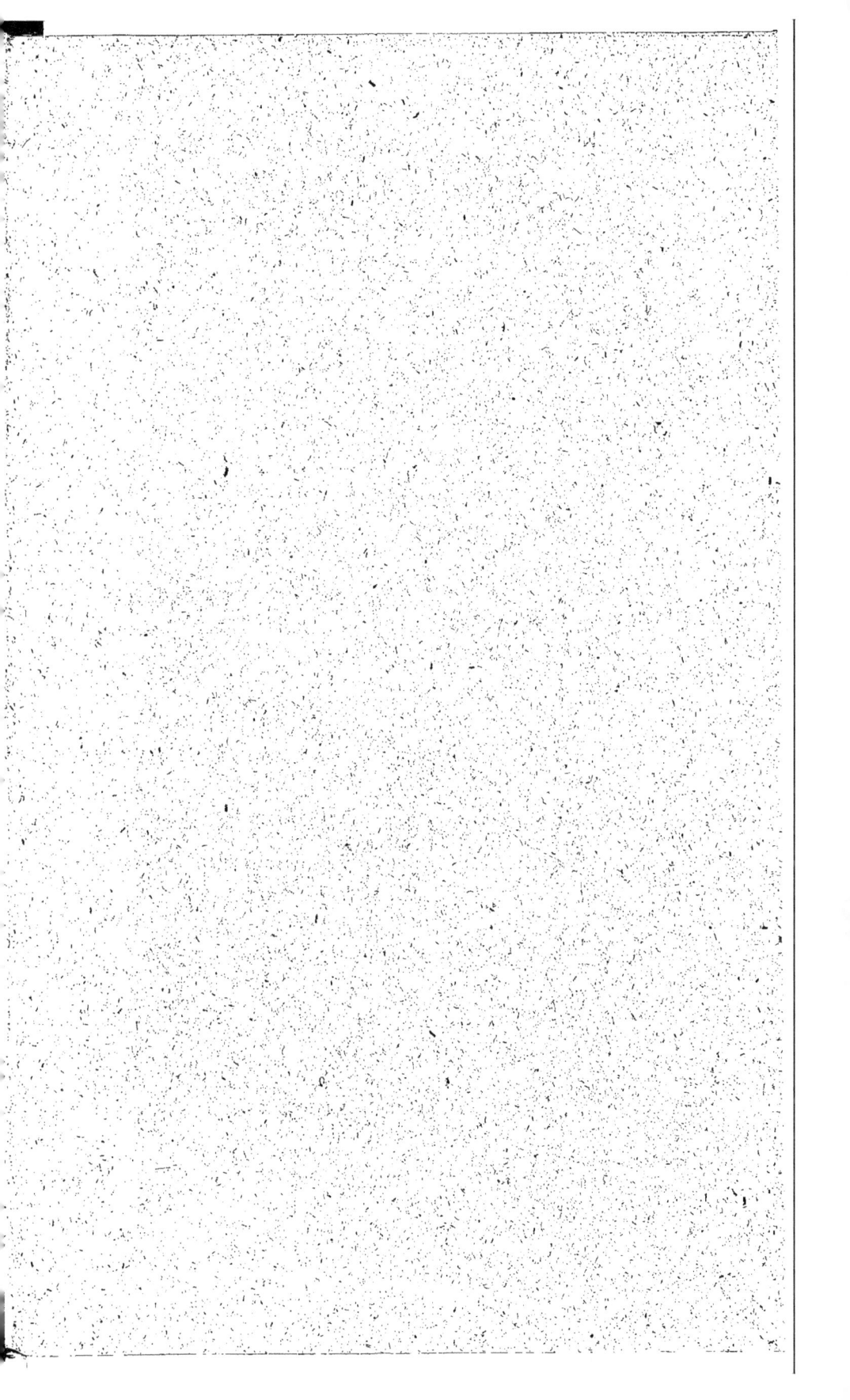

RETOUR VERS L'HIPPOCRATISME.

MANIFESTE ESPAGNOL

EN FAVEUR

DE LA DOCTRINE MÉDICALE DE MONTPELLIER,

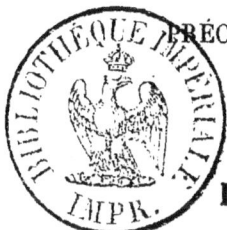

PRÉCÉDÉ DE QUELQUES RÉFLEXIONS

PAR

le Docteur **BARBASTE**,

LAURÉAT DE LA FACULTÉ, ANCIEN CHIRURGIEN INTERNE DE L'HÔPITAL D'ALAIS,
RÉDACTEUR DE LA REVUE THÉRAPEUTIQUE DU MIDI, ETC.

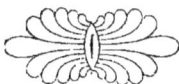

MONTPELLIER

JEAN MARTEL AÎNÉ, IMPRIMEUR DE LA FACULTÉ DE MÉDECINE,
rue Canabasserie 10, près la Préfecture.

1852

RETOUR VERS L'HIPPOCRATISME.

(REVUE MÉDICALE DE PARIS. — *Morve aiguë chez l'homme*,
par M. BRACHET, *de Lyon*.)

IL y a quelques années à peine, la médecine, en certain lieu,
gémissait emprisonnée dans le cercle fatal des théories maté-
rialistes ; la pensée se traînait avec labeur dans le terre-à-terre
des faits anatomiques ; la prévention contre la partie métaphysique de la science était portée au plus haut degré ; toute
opinion qui n'entraînait pas avec elle une évidence physique ,
était repoussée comme objet de contrebande. Il fallait aux no-
vateurs une philosophie *un peu crasse, un peu épaisse*, selon le
goût de Madame de Sévigné. Broussais poursuivait de ses sar-
casmes toute trace d'ontologie, et la génération médicale, inti-
midée , déconcertée, déroutée, subissait passivement le joug
de ce puissant dialecticien.

La situation des esprits est entièrement changée : notre
époque est travaillée par des idées plus saines. Chaque jour,
nous voyons l'édifice de l'Anatomisme s'ébranler sous la main
de ceux qui en avaient été les plus fortes colonnes.

Hier, M. Chauffard, d'Avignon, repoussait la méthode anti-

phlogistique dont il avait été l'ardent promoteur, et la rempla-
çait avec succès par les opiacés, à l'occasion d'une épidémie
de fièvres nerveuses.

Un autre jour, M. Barbier, d'Amiens, auteur de plusieurs tra
vaux estimés, nous initie aux mystères de la Force Vitale.

Aujourd'hui, c'est un savant Professeur de l'Ecole prépara-
toire de Lyon, qui nous ramène à la Doctrine Hippocratique.
M. Brachet a trouvé dans la morve aiguë un sujet d'écueil pour
l'Anatomisme.

A Marseille M. Boudin, et ailleurs M. Haspel, ont prouvé,
à force de talent, que la médecine militaire n'est pas toute
inféodée aux principes jadis élucubrés au Val-de-Grâce.

M. Coste, professeur à Bordeaux, a présenté, à son tour,
avec une haute intelligence, les quelques vérités répandues
dans la doctrine physiologique, à travers les exagérations et
les erreurs dont elle fourmille.

L'Ecole de médecine de Toulouse a payé aussi son écot à
l'Hippocratisme moderne par les travaux de MM. les professeurs Combes et Dupré.

Si de la Province nous nous transportons dans la Capitale,
la pente vers la doctrine d'Hippocrate y est encore très-sen-
sible. Déjà, au sein même de la Faculté de Paris, quelques
hommes éminents ont éprouvé le besoin, non-seulement de
sortir de l'atmosphère alourdie des amphithéâtres et des labora-
toires, mais encore de servir la science autrement que par
l'accumulation incessante des faits. Plusieurs arrêts, qui nous
paraissent être sans appel, ont été prononcés à l'endroit de la
médecine organicienne et de la théorie absolue de l'Irritation.

M. Andral a déclaré en pleine Académie qu'il avait reculé effrayé devant les méthodes de son maître Broussais. M. Trousseau, dans une séance solennelle, a rudoyé fortement tous ses collègues, en des termes dont le pittoresque seul égale l'énergie : « Vous ne savez que recevoir et engloutir, et votre intelli-» gence paresseuse étouffe d'obésité et meurt improductive. »

L'Académie nationale de médecine a donné aussi divers signes de réaction contre l'Organicisme : on peut juger de l'étendue de cette réaction par les rapports de ses secrétaires et par les travaux de plusieurs de ses membres. Pariset a rétabli plusieurs dogmes Hippocratiques que les Organiciens avaient tenté de détrôner, et M. Dubois, d'Amiens, s'inspirant du Vitalisme dans tous ses importants travaux, n'a pas craint d'appeler toute la sévérité de l'histoire et de la philosophie sur Bichat et sur Broussais.

A l'Académie des sciences, nous trouvons semblablement quelques intelligences d'élite que ni l'entourage ni la pression des zoologistes et des vivisecteurs n'ont point détournées de la médecine d'observation.

Ainsi, Facultés, Académies, Écoles préparatoires, pratique civile, pratique militaire, etc., tout s'imprègne peu à peu du génie de l'Hippocratisme moderne. L'histoire dira un jour la part que chacun a prise à la rénovation des dogmes antiques. Nous reconnaissons que le journalisme de la Capitale aura une large place dans cette appréciation : nous savons combien a été vive et heureuse l'impulsion imprimée aux esprits, d'une part par la *Revue médicale*, et d'autre part par la *Gazette médicale*.

Mais n'y aurait-il pas ingratitude de taire sur ce point tout ce qu'a fait l'Ecole de Montpellier pour la conservation, pour la propagation et pour la perpétration de la Médecine Hippocratique ? Cette Ecole n'est-elle pas en droit de revendiquer pour elle-même la partie la plus active du concours général qui se manifeste en faveur de la tradition médicale, lorsqu'il est avéré qu'elle a toujours eu plusieurs de ses enfants au sein même de la Capitale pour représenter ses principes, lorsqu'il est avéré qu'elle n'a jamais fléchi dans les luttes ouvertes, soit dans la presse, soit dans les concours de la Faculté ? Si jamais il vient à l'idée de la *Revue* ou de la *Gazette médicales* de faire l'inventaire de leurs richesses intellectuelles, elles se trouveront plus d'une fois débitrices envers cette Ecole. Au lieu de nous plaindre de ce fait, nous nous en réjouissons ; mais nous tenions à le constater et à le rendre historique.

Quand une Ecole réchauffe dans son sein depuis dix siècles le dépôt sacré de la science antique ; quand une Ecole ne permet à aucun novateur de porter atteinte aux dogmes fondamentaux d'une science pratique qui a été confiée à sa garde, elle peut se présenter avec orgueil dans le monde médical et compter sur une vigoureuse vieillesse.

Il doit être permis à une Ecole qui se trouve dans ces conditions d'exercer une espèce de paternité patriarchale, et de ramener à son foyer tous les rayons Hippocratiques dont l'émission se fait en divers lieux de la sphère médicale. Voilà pourquoi notre journal sera enrichi plus d'une fois des travaux élaborés loin de notre terroir. Aujourd'hui, c'est le tour de M. Brachet, de Lyon ; un autre jour, ce sera celui de quelque autre célébrité.

La morve n'est pas l'apanage exclusif de la race chevaline ;

M. Reynard a été un des premiers à constater la réalité de sa communication du cheval à l'homme, et M. Rayer a pu en donner une description aussi complète que possible. Cette maladie n'est pas nouvelle, quoique son histoire le soit. Elle existait chez les anciens ; mais elle y est passée inaperçue ou mise sur le compte d'autres maladies.

Le sujet de l'observation a présenté les phénomènes suivants : oreille tuméfiée, d'un rouge violet foncé et parsemée de phlyctènes peu volumineuses ; rougeur semblable sur le dos de la main, du côté du pouce, sur le dos du pied ; tuméfactions pustuleuses, légères et peu colorées à la face, au tronc, aux membres.

Sur toutes ces tuméfactions et sur le trajet des lymphatiques, la fluctuation est mal déterminée. Pouls dur, fort, vibrant, 118 pulsations ; langue tremblotante, sèche, rouge, fendillée au centre, humide et blanchâtre sur les bords.

Réponse avec lenteur, mais juste ; mémoire affaiblie ; intelligence absorbée. Sans dormir, la physionomie est immobile et comme stupéfaite. Chaleur naturelle, membres se refroidissant facilement. Prostration extrême.

Tous ces phénomènes ont précédé de quelques jours le signe caractéristique de cette affreuse maladie, savoir : la lésion de la sécrétion des fosses nasales.

Le malade est un palefrenier de La Guillotière, quartier où passent le plus de chevaux. La morve a donc pu être transmise de ces derniers à l'homme, d'autant que quelques jours auparavant, un élève vétérinaire a contracté cette maladie en disséquant un cheval qui en était mort.

Les lésions locales observées dans la morve ne sont ni des érysipèles, ni des gangrènes. L'aspect violacé-noir ne doit pas être pris pour une mortification : il y a un reste de vie dans les tissus. Elles ne sont point une maladie de la peau, un érythème, un eczéma, un rupia ; mais il y a au-dessus d'elles une modification morbide spéciale, non bornée à la peau, mais s'étendant à l'économie entière, et portant sur le cerveau et ses dépendances aussi bien que sur les actes de la vie organique. Cette modification morbide constitue donc une maladie générale, *totius substantiæ*, dans laquelle les phénomènes locaux ne jouent qu'un rôle secondaire.

Pronostic mortel. Traitement par les toniques, quinquina, acides, ferrugineux, arsenic, etc., impuissant jusqu'à ce jour.

Autopsie. — Partout où la fluctuation a été sentie, on trouve une matière sirupeuse d'un blanc gris sale et quelquefois rosé ; point de bourgeons charnus ; tissu altéré, détruit ; muscles coupés en partie, fibres déchirées, séparées par cette matière ; inflammation et rougeur inflammatoire dans les points seulement où il y a eu tumeur d'un rouge violacé. Là, le tissu de la peau est comme ecchymosé ; ailleurs, le tissu est baigné par le liquide.

Cavité thoracique. Section des gros vaisseaux donnant beaucoup de sang noir, violacé comme lie de vin, sale, trouble ; les gros vaisseaux et les cavités du cœur contiennent des rubans de matière concrète et coagulée, analogue à celle des abcès. Grande quantité de sang dans la partie postérieure de la poitrine, se partageant en deux portions, dont celle d'en haut est visqueuse, d'un blanc terne, et celle d'en bas d'un noir foncé, représentant un sang caillebotté et en partie liquide. Poumons et voies respiratoires normaux, sauf un engouement foncé.

Cerveau légèrement piqueté; membranes en partie congestionnées; quantité notable de sérosité accumulée; concrétions membraniformes sur quelques points.

Fosses nasales. Mucus épais, sanieux, analogue à la matière des abcès; muqueuse ramollie, ulcérée, réduite en putrilage. Même état pour la muqueuse des sinus, des cellules : une couche de matière visqueuse sépare des os la muqueuse, qui s'en détache facilement. Les cornets, réduits en putrilage, se mêlent à la dissolution puriforme. La muqueuse de l'arrière-gorge est enduite, dans le haut de l'œsophage, d'une matière visqueuse d'un gris jaunâtre, analogue à celle des autres parties.

Si tout gisait dans les désordres cadavériques, aucune maladie ne serait mieux connue que la morve, puisqu'on trouve un amas de lésions depuis la tête jusqu'aux pieds. Mais quoique toute la machine anatomique soit dégradée, quoique le sang soit essentiellement vicié, il est impossible cependant de conclure au siége et au caractère de la morve d'après ces diverses lésions.

Le principe initial ne vient pas de la peau, puisque ses désordres sont postérieurs à d'autres phénomènes. La lésion de la muqueuse nasale est constante et spéciale : la mollesse de son tissu et son mucus semblent la disposer à être le siége de cette affection. Mais le cancer, la vérole, la scrofule portent aussi leur action sur ce point de l'économie , et l'on n'a jamais songé à y placer leur siége. La morve existe déjà quand les fosses nasales sont attaquées : il y a donc une cause préexistante aux désordres anatomiques, aux lésions locales. Les nombreux abcès du tissu cellulaire sont tout-à-fait dans la même catégorie.

Les liquides altérés n'expliquent pas mieux l'origine des désordres. Les mucosités nasales sont profondément altérées , elles paraissent posséder le venin , attendu que leur inoculation le reproduit ; mais , de même que pour la salive rabique , ce n'est là qu'un produit , un effet et non une cause. Le tissu de la muqueuse est altéré et modifié le premier, le liquide morveux ne l'est qu'après : le liquide n'est point altéré au début de la maladie.

Le sang aussi est gravement altéré : caillot et sérosité fibrineuse tout-à-fait différents de ce qu'ils doivent être dans l'état normal. L'albumine et la fibrine sont remplacées par une matière particulière à la maladie, que l'on ne rencontre jamais dans aucune autre. Cette matière , qui indique la transformation du sang , constitue-t-elle la morve? Elle a de l'analogie avec la matière des abcès et de la morve nasale ; mais elle n'est point primitive : son apparition est précédée d'autres phénomènes.

Le sang est altéré ; mais , pour l'être primitivement, il faudrait que le miasme ou le principe de la maladie causât les altérations par son mélange direct avec ce liquide. Or, la morve mêlée au sang séparé du corps ne l'altère point; mêlée au sang dans les vaisseaux , elle ne le pourrit jamais d'emblée et sans autre lésion. Toujours l'altération du sang est postérieure à d'autres phénomènes qui annoncent la lésion d'autres tissus , d'autres appareils.

Ainsi , les liquides et le sang ne sont pas le siége primitif et exclusif de la maladie , pas plus que les solides et les appareils organiques : ils y participent , en recevant l'influence morbide et en la transmettant. Le sang , en portant le germe du mal dans tout le corps , réalise en pathogénie la sublime idée du cercle non interrompu , dans lequel le Père de la médecine ne trouvait ni commencement ni fin.

Est-il plus facile de trouver un caractère particulier à la morve qu'un siége organique ? Elle ne ressemble en rien aux autres maladies. Elle n'est pas inflammatoire. Elle n'est pas la phlébite des dissecteurs : celle-ci ne produit ni la morve, ni les abcès puriformes , ni les jetées d'érysipèles charbonneux. Elle n'est pas l'angéïoleucite , dont les abcès ne s'écartent pas du trajet des vaisseaux lymphatiques. L'aspect physique de l'humeur des abcès ne permet pas de l'assimiler à une pyogénèse.

La morve n'est pas non plus une gangrène , ni un charbon , ni une pustule maligne , car la mortification n'est pas complète dans les parties tuméfiées et livides de la face. Elle n'est ni un cancer, ni une affection strumeuse , ni un scorbut , ni une syphilis , encore moins un rhumatisme , et il y a lieu d'être surpris qu'on l'ait assimilée à la fièvre typhoïde et à certaines varioles graves et putrides.

La difficulté de déterminer le caractère de cette affreuse maladie tient à ce que la doctrine physiologique nous a accoutumés à vouloir tout localiser, à vouloir tout simplifier, à vouloir tout faire concorder avec notre esprit étroit et avide.

Mais la morve n'envahit pas un tissu, un organe, un liquide; elle en envahit un grand nombre, elle les envahit tous. Aucun n'est le point de départ; l'économie entière est malade à la fois : tissus, liquides, os, tout est pris. C'est donc là une maladie générale, une maladie de toute la substance.

La morve, enfin, peut être considérée comme une intoxication particulière, ayant ses phénomènes, ses désordres et ses produits, rien qu'eux et toujours eux. Des causes anatomiques, matérielles, étant incapables d'engendrer de pareils désordres, il y a nécessité de remonter à une cause supérieure, à une cause animatrice. *C'est donc une modification vitale qui constitue la maladie* : de cette modification découlent tous les phénomènes et tous les désordres *sui generis*.

On avait cru pendant long-temps que les maladies de l'homme et celles des animaux étaient propres et exclusives à leurs espèces. La rage, la vaccine, la gale, et aujourd'hui la morve, ont renversé cette croyance : ces maladies se transmettent des animaux à l'homme. Le professeur Lordat a donc eu raison de dire que *la contagion est une loi vitale assez générale pour figurer dans la zoonomie.*

La morve ne perd point son caractère contagieux en passant par l'homme. M. Lecoq a mis ce fait hors de doute par l'expérience. Une première inoculation avec du mucus nasal, pris chez l'homme, n'avait produit que des désordres locaux; une deuxième inoculation sur un autre animal a engendré d'abord les désordres locaux et puis les désordres de l'infection la plus

complète. La morve partie des animaux peut donc y retourner avec toute sa force après avoir passé par l'homme.

Il y a fréquemment des chevaux morveux, tandis que la morve humaine est assez rare : en ce moment il y en a trois cas à Lyon. Est-ce là un fait de simple coïncidence, ou bien faut-il recourir à une influence épidémique pour l'expliquer ? M. Brachet pense qu'il y a eu contagion et qu'il a fallu en même temps une prédisposition de la part des individus : or, dit-il, cette prédisposition peut devenir épidémique.

Ici l'auteur, à l'exemple de Sydenham, donne les plus sages conseils pour étudier les maladies qui restent toujours identiques à elles-mêmes, et celles qui présentent des nuances de l'une à l'autre épidémie, de l'une à l'autre localité, de l'une à l'autre classe d'individus, de l'un à l'autre individu, de l'une à l'autre époque de l'épidémie. *Cette partie de la question, dit-il, touche au Vitalisme le plus pur, à ce Vitalisme que ne veulent pas comprendre la plupart des Ecoles modernes, et dont l'évidence est pourtant aussi patente que la lumière du soleil en plein midi.*

La doctrine physiologique avait rayé des cadres de la nosologie les maladies essentielles, les maladies de l'entier ; elle avait proscrit aussi toute notion de spécificité pathologique. Cependant l'observation nous ramène journellement vers ces dogmes consacrés par la médecine de vingt-deux siècles. L'Ecole de Montpellier salue avec orgueil le retour de ces idées salutaires qu'elle a toujours patronées.

Dr BARBASTE.

PROPAGATION

DE LA DOCTRINE MÉDICALE DE MONTPELLIER

EN ESPAGNE.

Dans notre dernier Numéro, nous avons parlé des progrès que les idées de l'Ecole de Montpellier font chaque jour en France. Une lettre datée de Séville et adressée à l'une des Illustrations de cette Ecole, lettre que nous considérons comme un véritable évènement, va nous fournir l'occasion de dire quelques mots de l'influence de ces mêmes idées à l'étranger.

Le génie médical de Montpellier a été fort souvent mieux apprécié au-dehors que dans certaines régions de la France. Ce fait est incontestable; mais comment l'expliquer? Y a-t-il incompatibilité entre la frivolité, le scepticisme, le persifflage, signes constants de l'esprit français, et l'austérité, la gravité de la Philosophie Hippocratique, qui est fondée sur l'observation rigoureuse des faits et sur des dogmes abstraits? N'est-ce pas à la fausse direction des études médicales, à la précipitation que l'on met à les faire, et au défaut absolu de notions préliminaires dans l'art d'observer, d'interroger, d'interpréter et de limiter les natures diverses des phénomènes? N'est-ce pas à ces causes réunies qu'il faut attribuer l'ignorance où l'on est de la Doctrine Hippocratique, et la répulsion que l'on éprouve pour elle?

Quoi qu'il en soit de ces présomptions, toujours est-il qu'avant l'explosion des théories mécanico-organiciennes, l'empire médical de Montpellier s'étendait sur toute l'Europe : les papes et les rois étaient les clients des médecins de cette ville. Les relations de l'Ecole avec les peuples et les savants des régions éloignées étaient des plus intimes. Le plus beau génie que l'Angleterre ait produit en médecine, Sydenham, ne dédaignait pas de suivre la pratique du fameux Barbeyrac, que Locke avait connu à Montpellier et qu'il avait mis en correspondance avec le médecin anglais.

Plus tard, quand la doctrine a été entièrement constituée et formulée avec toute la précision désirable, c'est en Ecosse et en Allemagne que l'on comprit mieux que partout ailleurs l'importance des réformes que Barthez venait d'introduire dans la médecine. Cullen, Hufeland, Sprengel, Tiedemann, etc., reconnurent toute la portée des *Nouveaux Eléments de la Science de l'Homme*, au moment même où Cuvier, jeune encore, en faisait la critique devant l'Institut de France.

Mais la double tentative de démolition et de rénovation, œuvre finale du XVIIIe siècle, devait s'étendre sur la médecine, comme elle s'était étendue sur la littérature et sur la philosophie. Tous les principes furent remis en question, et soit par le ridicule, soit par la morgue voltairienne, l'on poursuivit à outrance tout ce qui avait quelque ombre d'antiquité.

La Pensée Hippocratique semblait devoir succomber au milieu

de cette étreinte générale, au milieu du feu croisé dirigé contre elle de toutes parts; mais, grace à la bonne contenance et aux efforts persévérants des hommes attachés aux principes éternels de la science, ce mouvement insurrectionnel s'épuisa peu à peu, et la doctrine antique qui avait résisté à Stahl, à Boërhaave, à Brown, put encore résister à Bichat, à Broussais et à Rasori.

Aujourd'hui, le calme est parfaitement rétabli dans le camp hippocratique. L'Ecole de Montpellier dort tranquille sur ses deux oreilles, comme une vieille et bonne mère qui reçoit les hommages et les adorations de ses enfants des contrées les plus lointaines.

En Allemagne, les médecins traduisent dans leur langue les travaux du professeur Bouisson.

Le *Traité des Maladies de la France* du professeur Fuster reçoit à Moscou l'accueil le plus flatteur.

Les *Leçons de Physiologie* du professeur Lordat sont traduites en italien.

Du fond de l'Ecosse, le célèbre William Hamilton, héritier de la chaire de Reid et de Stewart, nous envoie dire par un voyageur distingué de notre nation, que Montpellier est la seule Ecole de France où l'on se soit bien pénétré de tous les avantages de la philosophie naturelle.

Le roi de Sardaigne vient de décerner une magnifique médaille d'or à M. le docteur Kühnholtz, notre savant et érudit bibliothécaire.

La Grèce compte des médecins judicieux qui ne veulent pas que leurs fils aillent s'imbiber du philosophisme médical de

Paris, avant d'avoir appris à Montpellier les principes immuables de la Science Hippocratique.

La Belgique resserre de plus en plus, avec les médecins de Montpellier, les liens d'une étroite sympathie. Nos correspondances avec ce pays deviennent de plus en plus nombreuses, et la patrie de Van-Helmont et de Vésale ne rougirait pas de s'écrier aujourd'hui, comme au XIIIe siècle du temps de Césarius : *Monspessulanus ubi fons est artis physicæ.*

Il s'ensuit donc que l'Hippocratisme antique, régénéré par les travaux des médecins de Montpellier, est bien accueilli à l'étranger. Mais l'hommage le plus flatteur, le plus explicite que l'Ecole ait reçu depuis bien long-temps, est celui qui vient de lui être rendu dans la personne du professeur Lordat, par deux médecins espagnols, d'une noble origine et d'un caractère chevaleresque. La lettre que nous allons reproduire, et où se trouve consigné le plus ardent témoignage de sympathie pour la doctrine médicale de Montpellier, est l'œuvre de deux Abencerrages, c'est-à-dire de deux descendants de cette race illustre de guerriers et de médecins qui a joué un si grand rôle dans la Péninsule, et sur laquelle le chantre de l'Alhambra, l'immortel Châteaubriand, a projeté quelques rayons de sa verve divine.

Cette lettre mérite de fixer notre attention sous bien des rapports. Ardeur, enthousiasme pour la science ; amour du travail ; attachement invincible à la tradition médicale ; intelligence complète des véritables besoins de la médecine ; entente très-étendue de la philosophie naturelle, inductive, dite Bâconienne ; sympathie pour les idées de Montpellier, et adhé-

sion sans réserve à la doctrine de son Ecole ; désir formel de
régénérer la médecine espagnole par cette même doctrine ;
plan admirable et parfaitement conçu pour opérer cette im-
portante réforme : telles sont les principales qualités qu'on
trouve réunies dans le Manifeste Espagnol.

Nous ne devons pas être surpris de cette affinité intellec-
tuelle que nous voyons ainsi s'établir entre l'Espagne et
Montpellier. On l'explique naturellement lorsqu'on se souvient
de la coopération active que les Arabes-Espagnols prirent à la
fondation de notre Ecole. De tout temps il y a eu entre les
deux pays des rapports de consanguinité. Personne, à notre
sens, n'a plus éloquemment exprimé cette pensée que M. le
professeur Jaumes en parlant de feu Risueño d'Amador, son
prédécesseur : « Son origine lointaine, sa parole imagée, et
» même son accent étrange, donnaient à l'homme dont je
» parle quelque chose d'imposant et de mystérieux. Sa pré-
» sence parmi nous rappelait ces temps anciens où les savants
» de l'Espagne, moitié sarrazine, moitié chrétienne, hôtes
» assidus de Montpellier, venaient nous communiquer l'élan
» de leurs aspirations hardies, et recevoir en retour le frein
» d'une raison plus contenue, plus éclairée. D'Amador avait,
» en effet, comme les premiers professeurs de cette Ecole, du
» sang arabe dans ses veines hippocratiques. Il put, tout en
» restant orthodoxe, marier avec le dogme de Cos la poésie et
» même le merveilleux de l'Orient (1). »

Ce qui ajoute à la valeur de la lettre espagnole, c'est son

_____

(1) Cours de pathol. et de thérap. génér. 1re leçon, année 1851.

caractère de spontanéité. Cette fois ce n'est pas par la puissance de son enseignement , par le charme de sa parole ni par le prestige de son esprit ou de sa conversation , que M. Lordat a ramené à sa croyance. Les deux médecins espagnols sont à 400 lieues de Montpellier : ce n'est donc que par l'autorité des livres de notre Ecole et par l'attrait irrésistible des vérités qui y sont consignées, qu'ils ont pu rentrer dans la communion du Vitalisme Hippocratique. C'est là une bonne fortune dont nous nous réjouissons pour l'Ecole que nous aimons comme une mère ; pour ses divers membres, qui ne manqueront pas de seconder leurs confrères de Séville dans les vues humanitaires et de civilisation médicale qu'ils se proposent ; et enfin, pour notre vénérable maître M. le professeur Lordat.

La plus douce consolation qu'un homme puisse éprouver après avoir enseigné la science médicale avec éclat pendant cinquante ans, c'est de voir ses idées se répandre au loin et recevoir la consécration universelle ; c'est de voir la vie historique commencer pour lui, même de son vivant.

Nous conservons à la lettre espagnole son cachet original de style et de pensée.

Dr BARBASTE.

« Séville, le 26 janvier 1852.

» MONSIEUR ET TRÈS-VÉNÉRABLE MAÎTRE,

» Lorsque le Médecin a eu le bonheur de réfléchir conscien-
cieusement sur l'unité de doctrine, résultat de la sévère observation des faits, et sur les tendances humanitaires et d'indé-
clinable progrès qui caractérisent vos admirables productions
médicales, il lui est impossible de ne pas reconnaître que le
seul moyen de constituer les sciences exactes et la médecine
en particulier, c'est de leur appliquer la méthode inductive
ou de Bâcon. Cette méthode a été appliquée par Newton avec
tant de succès aux sciences physiques, par l'Ecole Ecossaise
à la psychologie et par l'incomparable Barthez à la science de
l'homme, qu'il est permis de se persuader que, ferme dans la
croyance à une vérité appelée à régénérer la médecine, vous
ne vous refuserez pas à la douce jouissance de mettre vos idées
à la portée d'intelligences aveuglées, plutôt que bornées par
l'insuffisance des moyens d'instruction qu'elles ont eus jusqu'à ce jour.

» Pénétrés, MONSIEUR, de cette conviction, et convaincus
que vous voudrez bien faire participer l'Humanité entière au
bénéfice de vos travaux, nous nous permettons de soumettre
à votre sanction un projet sur lequel nous désirons avoir votre
avis. Peut-être avant de céder à cette impulsion de nos cœurs,
long-temps réprimée, aurions-nous dû songer qu'il existe pour

vous des occupations plus importantes que celle d'arrêter votre attention sur une lettre écrite dans un pays arriéré et dans un langage qui ne vous est pas familier. Vos travaux littéraires, les soins de tous les instants qu'exige votre position élevée, vos devoirs sociaux, tout cela aurait dû nous arrêter; mais vous voudrez bien pardonner cette démarche à deux pauvres Abencerrages relégués aux confins de l'Europe civilisée, où leur parvient à peine la lumière du siècle, et qui, gémissant depuis longues années sous le poids du plus humiliant des scepticismes, se trouvent aujourd'hui si heureux de pouvoir régénérer leurs croyances par la lecture et la méditation de vos salutaires écrits. Ils ont été le pouvoir magique qui a su nous ramener au bercail, nous enchaîner malgré nous, et nous donner une foi que nous aurions vainement cherchée ailleurs. Aussi nous ne doutons plus de la science : la médecine est une vérité; elle existe, et son origine remonte à l'immortel Hippocrate.

» Mais la science médicale, mutilée par les faux esprits des siècles qui se sont écoulés, dénaturée par l'ignorance, n'est arrivée jusqu'à nous qu'à travers l'obscurité la plus complète. Grace à l'intervention providentielle de quelques hommes éminents, les dogmes sacrés de ce grand Maître ont été reproduits de temps en temps; mais, délivrés enfin de toutes les erreurs des systèmes ou des dangers des hypothèses soulevées à diverses époques, les principes suivants restent enfin établis d'une manière inébranlable, à savoir :

« *Que des phénomènes de différente nature ne peuvent reconnaître la même cause* EFFICIENTE ;

»*Que les causes qui déterminent les phénomènes de l'ordre physique, du biotique et de l'intellectuel, ne peuvent pas être identiques;*

»*Qu'il est indubitable que les unes agissent* RATIONE ENTIS, *et les autres* RATIONE MORIS;

»*Que la cause des phénomènes psychiques et celle des vitaux, bien qu'ayant entre elles la plus grande affinité en ce qu'elles appartiennent à l'ordre métaphysique, sont bien différentes, en raison de ce que la cause des premiers est douée de la faculté de la réflexion et de celle de la conscience, tandis que celle des seconds ne l'est point;*

»*Que la cause des phénomènes vitaux ne peut être l'organisation;*

»*Que, dans l'ordre étiologique, il faut toujours distinguer, avec le plus grand soin, la provocation extérieure de la modification affective;*

»*Que, dans la maladie, on ne doit pas confondre l'affection ou modification vitale avec la localisation ou la réflexion sur les organes;*

»*Que lorsque nos organes ont été primordialement lésés par une cause extérieure violente, la modification affective devient conséquemment nécessaire, soit que cette cause agisse d'une manière intense, soit que la force de la vie, par sa nature spéciale* D'ÊTRE, *se trouve dans des circonstances* SUI GENERIS *inappréciables* A PRIORI *dans le plus grand nombre de cas, mais qui, une fois constituée en réaction, produit dans la partie primitivement lésée des effets spéciaux, toujours en rapport avec la nature de cette même modification;*

» *Que la doctrine des éléments morbides est la seule qui puisse raisonnablement être appliquée pour fournir un diagnostic juste et obtenir une bonne thérapeutique; car c'est la seule doctrine qui, nous mettant à l'abri du danger de réaliser des abstractions irréalisables, peut faire un ensemble de l'immense diversité des cas individuels soumis chaque jour à notre investigation;*

» *Que nous devons, enfin, dans tous les cas possibles de guérison, être guidés par les méthodes naturelles analytiques ou même parfois empiriques, selon les circonstances* (1).

» Nous ne nous croirions pas complètement heureux si, après avoir assuré le salut de nos propres convictions, après avoir acquis une foi qui nous manquait et que, grâce à vos écrits, nous avons enfin acquise, nous ne cherchions aussi de notre côté à étendre la vaste sphère des connaissances hippocratiques. Puissions-nous alors, marchant sur vos traces, voir

---

(1) L'opinion des médecins de Montpellier est encore quelque peu incertaine touchant la doctrine des éléments. Barthez et Dumas ont été les premiers à faire l'application de cette doctrine à la médecine pratique. Dumas peut être accusé d'avoir subtilisé quelque peu sur ce point de la science; mais F. Bérard a peut-être aussi à se reprocher d'avoir trop réduit, trop rétréci la notion des éléments pathologiques. Son double reproche, adressé à Barthez et à Dumas, d'avoir confondu les symptômes avec les affections élémentaires et d'avoir pris la notion physiologique pour base de leur doctrine, nous paraît loin d'être juste.

Les faits cliniques s'accordent mieux, ce nous semble, avec la position intermédiaire dans laquelle Barthez avait engagé cette doctrine; position où elle s'est maintenue, à travers quelques variantes légères, par les efforts successifs de Berthe, de Baumes, de Double, de Caizergues, de MM. Lordat, Golfin, Alquié, etc.

Les travaux en ce genre des docteurs Rouzet, Dupau, Bousquet, Poujol, Batigne, Goudareau, et particulièrement ceux de notre ami M. Jules Quissac, ne doivent pas être oubliés.

la médecine entrer d'un pas ferme dans la voie des seuls principes acceptables, ceux de la grande Ecole que vous représentez d'une manière si digne !

»Pour notre compte, nous essaierons d'y parvenir en servant d'interprètes à cette Ecole, auprès de nos Confrères de ce pays, auxquels nous désirons la rendre familière ; et pour cela nous nous sommes décidés à leur en exposer la doctrine, tant dans ses principes que dans ses applications, lors même que nous aurions à surmonter les obstacles qui sont attachés les uns à l'ignorance ou à la mauvaise foi, les autres aux sacrifices pécuniaires assez considérables que nous serons obligés de faire. Mais ces difficultés, tout effrayantes qu'elles soient sous le rapport de l'insuffisance de nos moyens, nous donnent plus de courage pour en tenter la solution.

»Cette entreprise, il est vrai, est hardie et peut-être au-dessus de nos forces ; mais si nous ne faisons que l'ébaucher, d'autres plus heureux ne tarderont pas à lui donner un nouvel essor pour produire les effets que nous en attendons. Pour commencer, nous nous proposons de traduire en langue espagnole les meilleurs ouvrages de l'Ecole de Montpellier et d'autres marchant également en première ligne ; donnant surtout dans ce travail la préférence à ceux où brille le même esprit doctrinal, afin de les réunir pour en former un répertoire de Médecine essentiellement Hippocratique, et pour pouvoir ensuite y ajouter quelques notes explicatives. Cette collection, ainsi formée, serait divisée en deux grandes séries, appartenant l'une à la partie historico-doctrinale, et l'autre à la pratique.

» La première contiendrait : 1° votre *Caractéristique de l'Ecole de Montpellier* ; 2° votre traité de *l'Insénescence du Sens Intime* ; 3° votre traité de la *Perpétuité de la Médecine* ; 4° votre exposition de la *Doctrine médicale de Barthez* ; 5° le *Précis de la Doctrine Médicale de Montpellier*, par Alquié ; 6° la *Méthode de Vérification scientifique* de Golfin ; 7° l'écrit de Lassalvy, dénommé *Paris et Montpellier* ; 8° l'exposé de la *Doctrine Médicale de Montpellier*, par F. Bérard ; 9° *Nouveaux Eléments de la Science de l'Homme*, par Barthez ; 10° le *Traité de l'Expérience* de Zimmermann ; 11° l'*Histoire de la Médecine* de Kühnholtz ; 12° enfin , l'*Histoire de la Médecine*, par Sprengel.

» La seconde comprendrait : 1° le *Traité de la Doctrine des Eléments* de Quissac ; 2° *Application de l'analyse à la Médecine pratique* de Bérard ; 3° votre *Traité des Hémorrhagies* ; 4° le *Traité des Maladies chroniques*, par Dumas ; 5° celui de la *Goutte*, par Barthez ; 6° le *Cours des Fièvres* de Grimaud ; 7° le *Traité de Pharmacodynamie* de Golfin ; 8° l'*Essai de Pharmacologie thérapeutique générale* de Jaumes ; 9° le *Traité de Pharmacologie spéciale* du même ; 10° le *Traité de Pathologie interne* d'Alquié (ouvrage encore non terminé , de même que les deux autres précités de Jaumes , mais qui le seraient sans doute à l'époque où nous aurions besoin de les publier en espagnol) ; 11° le *Cours élémentaire de Pathologie externe* d'Alquié , avec son *Traité de Chirurgie conservatrice* ; 12° les *Oracles de Cos* par Aubry ; 13° le *Traité des Maladies qu'il est dangereux de guérir*, de Raymond de Marseille ; 14° le traité de Ribes sur *l'Anatomie pathologique considérée dans ses vraies relations avec la Science des maladies*.

» A ces ouvrages qui appartiennent à votre Faculté, excepté
ceux de Zimmermann et de Sprengel, nous pourrions aussi
ajouter les auteurs classiques anciens de toutes les Ecoles, et
entre eux les écrits des dignes Espagnols Francisco Valles,
Andres Laguna, Geronimo Mercurial, Pedro Miguel de Heredia
et Andres Piquer.

» Quoique nous connaissions et que nous ayons étudié les
ouvrages de l'Ecole de Montpellier, qui font aujourd'hui le
charme de tous les précieux instants que nous pouvons con-
sacrer à l'étude, il est fort présumable que nous en ignorons
encore beaucoup d'autres qui pourraient nous servir de puis-
sants auxiliaires, et nous être également utiles pour le projet
que nous avons conçu.

» C'est pourquoi, MONSIEUR, nous vous prions de vouloir
bien être assez obligeant pour nous les indiquer, afin de
pouvoir leur assigner dans la collection la place qu'il vous
plaira de leur donner. Mais, parmi tous ceux dont l'existence
peut nous être inconnue, nous désirerions surtout trouver un
traité de philosophie médicale qui, établissant des principes
à la portée de toutes les intelligences, fût une espèce de caté-
chisme de facile compréhension. Un ouvrage de ce genre, s'il
existait, influerait non-seulement sur le succès favorable de
notre entreprise, mais il contribuerait encore assez puissam-
ment à élargir les limites des maximes que nous brûlons de
propager. Servant de base à nos démonstrations, il attirerait
vers nous un plus grand nombre de prosélytes, non-seulement
en Espagne, mais nous osons dire en France et même dans
toute l'Europe ; car il faut se persuader une chose, c'est que

si la doctrine de l'Ecole de Montpellier n'est pas encore géné-
ralement adoptée par tous les médecins, c'est parce que
ceux-ci ne la comprennent point, parce qu'ils manquent de
précédents philosophiques qui soient à même de la leur rendre
compréhensible.

»Nous confions à votre bienveillance et laissons entièrement
à vos soins le choix ou la désignation de ces ouvrages, pour
leur parfaite collocation dans l'ordre bibliographique. Vous
serez aussi assez bon, nous l'espérons, pour vouloir bien
accueillir favorablement notre demande, de même que nous
croyons qu'il sera doux pour vous de nous aider de vos
excellents conseils dans la belle œuvre de régénération
médicale à laquelle vous présidez, et que nous vous proposons
de réaliser dans ce pays, où la véritable science a besoin d'une
réforme si radicale. Trop long-temps dominés par l'esprit
rachitique des systèmes que nos enseignements nous ont
transmis de l'Ecole sceptique Parisienne; privés des avantages d'une méthode lumineuse rigoureusement scientifique, nous autres, médecins par vocation, nous n'avons pu,
jusqu'à ce jour, nous garantir des influences de ce mal.
Pleins d'erreurs ou de doutes qui à chaque instant devenaient
un supplice, sans discernement préalable, sans convictions,
sans appui dans nos propres ressources, qu'allions-nous
devenir? Grand Dieu! nous étions perdus, et avec nous
l'Humanité soumise à nos soins!...... Mais le génie a percé les
ténèbres! Un homme à tout jamais mémorable par sa vertu,
par ses efforts et sa noble persévérance, est venu nous rallier,
en apportant les bienfaits de ses lumières pour nous révéler

ce que la science, dans ses entrailles, avait de plus sublime!

» Vous trouverez peut-être bien étrange, Monsieur, que nous nous soyons adressés à vous pour vous prier de nous éclairer dans une affaire qui, au premier abord, peut paraître avoir pour mobile un intérêt personnel. Nous avons aussi eu l'honneur de vous appeler notre Maître. Bien que nous n'ayons pas été assez heureux pour nous être formés sous vos yeux, nous vous devons tout ce que nous sommes : nous disons plus, sans vous nous ne serions rien. Un hasard que nous ne cesserons de bénir nous fit tomber, il y a deux ans, pour la première fois, un de vos ouvrages entre les mains ; attirés par le prestige de votre grand nom, nous le lûmes et nous fûmes convertis dès ce moment. Depuis, et après bien des années d'une expérience douteuse, notre enthousiasme pour lire tout ce qui vous appartient n'a fait qu'augmenter ; et s'il ne nous est point permis d'aller nous confondre dans la foule de vos élèves pour entendre vos explications, nous nous procurons au moins la jouissance de suivre de loin vos leçons. Cela nous donne bien le droit de vous attribuer ce que nous possédons en fait de connaissances médicales. Et quel autre titre que celui de vénérable Maître pourrait-on accorder à l'homme respectable qui nous instruit de la manière que vous le faites? N'est-ce pas à l'illustre Professeur, qui par sa sagesse a su s'ouvrir une si belle page dans les annales de l'histoire anthropologique; n'est-ce pas au plus ferme appui de cette colonne qui rattache les connaissances médicales de notre époque à celles des anciens temps, par l'intermédiaire des Barthez, des Bordeu, des Fouquet, des Rivière, des Gui de Chauliac : en un mot, n'est-ce pas au plus digne représentant de la grande Ecole Hippocratique contemporaine que nous devons ce titre, nous tous qui nous considérons comme ses enfants?

» Quoi qu'il en soit, Monsieur, vous nous pardonnerez cette hardiesse, et nous permettrez de profiter de cette occasion pour vous prier d'accepter l'hommage respectueux de notre profonde vénération et de la considération distinguée, avec laquelle nous avons l'honneur d'être,

» Monsieur,

» *Vos très-humbles et obéissants serviteurs.*

» Manuel de HOYOS-LIMON.
» Antonio de SAN-MARTIN. »

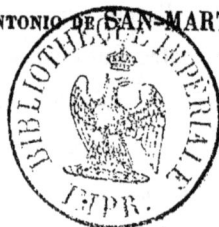

(Extrait de la Revue thérapeutique du Midi. — Janvier et Février 1852.)

www.ingramcontent.com/pod-product-compliance
Lightning Source LLC
Chambersburg PA
CBHW060457210326
41520CB00015B/3988